# DEUX OBSERVATIONS

# D'HERPÈS TONSURANT

## SURVENANT CHEZ DES MALADES
## EN COURS DE TRAITEMENT POUR UN FAVUS

PAR

## LE D<sup>r</sup> P. AUBERT

CHIRURGIEN EN CHEF DÉSIGNÉ DE L'ANTIQUAILLE.

———

*(Société des Sciences médicales de Lyon, séances de juin 1876).*

LYON

ASSOCIATION TYPOGRAPHIQUE

RIOTOR, RUE DE LA BARRE, 12

—

1876

DEUX OBSERVATIONS

# D'HERPÈS TONSURANT

SURVENANT CHEZ DES MALADES

EN COURS DE TRAITEMENT POUR UN FAVUS

---

OBSERVATION I. — Marie Chabert, de Saint-Martin-le-Colonel, âgée de 10 ans, entre dans le service le 9 septembre 1875 pour un favus généralisé du cuir chevelu, accompagné d'un peu d'impétigo de la région occipitale. Cette malade avait déjà été épilée plusieurs fois et son favus était en voie de guérison lorsque, dans le courant du mois de janvier, je constate en divers points de la tête, mais surtout à la région occipitale, un certain nombre de points noirs rappelant l'aspect d'un comédon et ne s'effaçant pas sous une friction pratiquée avec un linge. Un examen plus attentif fait à la loupe permet de constater que ces points sont dus à un court fragment de poil enroulé sous l'épiderme, et l'examen microscopique révèle dans ces poils une infiltration complète par des spores ayant de 5 à 8 millièmes de millimètre de diamètre. Ces spores ont généralement une forme arrondie, mais un certain nombre ont une forme d'œuf ou de quenelle ; elles sont mêlées de quelques fragments de mycélium. De nouvelles épilations furent pratiquées, mais les points mentionnés persistèrent, et à la sortie de la malade, dans le courant de mai, ils existaient encore. A ce moment, les cheveux qu'on laissait repousser depuis plusieurs semaines ne présentaient aucune récidive de favus, les points noirs persistaient, la plupart encore emprisonnés sous l'épiderme, quelques-uns dégagés et formant une petite crosse dressée en l'air.

L'existence incontestable d'un favus chez cette malade, la difficulté de savoir d'où provenaient les spores qui lui auraient inoculé un herpès tonsurant, puisque les enfants atteints de cette dernière maladie sont traités dans un service séparé, pouvaient faire penser ici à une forme spéciale de favus infiltrant le poil ; c'est, du reste, l'opinion qui fut émise par un de mes collègues de l'Antiquaille, M. Horand.

Dans le but d'élucider la question et de savoir si les points noirs en question devaient être rattachés au favus ou à l'herpès, nous avons pratiqué quelques inoculations à la malade, à un interne de l'Antiquaille qui a bien voulu s'offrir pour cette expérience, et à deux rats.

Le 15 février, deux inoculations sont pratiquées sur l'avant-bras de la malade, le résultat en est resté complètement négatif.

Le 17 février, une inoculation est pratiquée en deux points de l'avant-bras de M. Durand, interne distingué des hôpitaux. Dans la nuit du 24 au 25, prurit modéré et constatation pour la première fois, au niveau des piqûres, d'une petite tache érythémateuse. Le lendemain, l'une de ces taches présente à son pourtour quelques vésicules miliaires très-fines. Les jours suivants, les plaques s'étendent par la périphérie, mais sans que le centre guérisse et revienne à l'état normal. Un examen histologique pratiqué par M. Saint-Cyr, au commencement de mars, fait constater une grande quantité de mycélium et de tubes sporophores. M. Saint-Cyr, qui a souvent pratiqué des inoculations faviques, trouve que la plaque de M. Durand rappelle l'aspect des plaques érythémateuses qui succèdent à ces inoculations.

Le 24 mars, la plaque est toujours malade dans toute son étendue, quoique sa périphérie soit un peu plus rouge et irritée ; l'examen de lamelles épidermiques enlevées par un râclage au bistouri me fait constater l'existence de trois fragments de poils complètement infiltrés de spores.

A partir de ce moment, la plaque, quoique n'étant soumise à aucun traitement, a cessé de s'étendre et à guéri spontanément en quelques jours.

Le 17 avril, inoculation à un rat. Résultat complètement négatif.

Quelques jours plus tard, inoculation à un autre rat. Résultat négatif.

Observation II. — Germain (Marie), âgée de 16 ans, non encore réglée, entre le 30 septembre 1875 pour un favus très-étendu du cuir chevelu.

Cette malade pouvait être considérée comme guérie de son favus lorsque, le 25 avril, je constate sur la région frontale 6 à 7 points noirs qui m'auraient certainement échappé si je n'avais pas eu l'attention éveillée et l'œil exercé par l'étude de la malade précédente. Ces points ont présenté à la loupe et au microscope les mêmes caractères que ceux de Marie Chabert; l'inoculation pratiquée à un rat le 12 mai a donné un résultat négatif.

Réflexions. — Du résultat de nos expériences, nous croyons pouvoir conclure que les points noirs observés chez nos deux malades et constitués par l'enroulement sous-épidermique d'un poil infiltré de spores, doivent être rapportés à l'herpès tonsurant et non au favus, au tricophyton tonsurant et non à l'achorion schœnleinii.

Chez les enfants, le favus inoculé à la peau prend le plus souvent, l'herpès tonsurant ne prend jamais ou à peu près jamais; or, ici le résultat de [l'inoculation au bras de Marie Chabert a été négatif, d'où présomption en faveur de l'herpès.

L'inoculation au bras de M. Durand présente, après 37 jours, des poils infiltrés de spores et n'aboutit pas à la production de godets : il y a là également une preuve très-forte en faveur de l'herpès.

Enfin, trois inoculations pratiquées au rat sur lequel, d'après les expériences de M. Horand, le favus prend si facilement alors que l'herpès ne peut lui être inoculé avec succès, fournissent une preuve nouvelle que les poils infiltrés de Marie Chabert et de Marie Germain doivent être rattachés à l'herpès tonsurant.

L'aspect symptomatique que revêt l'herpès tonsurant en pareil cas me paraît mériter d'être mis en lumière plus que ne l'ont fait les ouvrages de dermatologie que j'ai pu consulter, et qui ne font de ce symptôme aucune mention nette et bien positive. J'avais cru retrouver ce signe dans le passage suivant de Deffis, élève de Bazin, et cité par lui dans ses leçons sur les affections cutanées parasitaires. Deffis, à l'occasion du diagnostic de la pelade, dit : « Il est un signe de pre- « mier ordre et ce signe ne fait jamais défaut, je veux parler « des poils cassés et de leur altération spéciale qui en fait « autant de petits tronçons en forme de points noirâtres à la « surface de la plaque, tandis que dans la vraie pelade on ne « trouve que des poils fins et décolorés. » Mais plus loin, lorsqu'on arrive à lire dans le texte même de Bazin la description de l'état du poil on voit que cet aspect de point noir est rattaché à un fait bien différent d'un enroulement sous-épidermique. Voici le texte de Bazin : « Sur les poils le « parasite prend la forme d'une gaîne amiantacée d'un blanc « mat, complète ou incomplète. Si elle est incomplète, on « voit au centre de la petite masse blanche constituée par le « champignon un point noir qui répond à l'extrémité libre « du poil cassé. »

Il n'est absolument pas fait mention de points noirs pouvant avoir une autre origine.

Je dois dire de plus que dans les faits d'herpès à forme peladique que j'ai eu occasion d'observer, rien à la surface de la plaque ne rappelait les points noirs qui, d'après Deffis, ne feraient jamais défaut.

La confusion existe donc sur ce point, et il est utile de la faire cesser.

Comme l'infiltration du poil par les spores est un signe

pathognomonique de l'herpès, car jusqu'ici on n'a cité aucun fait incontestable d'une infiltration semblable du poil par le favus, il importe pour le diagnostic d'une maladie qui revêt tant de formes différentes de savoir reconnaître à première vue tous les aspects que peut présenter un poil infiltré. Or, alors que pour l'herpès il est sans cesse question de l'aspect brisé, de la gaîne blanchâtre qui enferme et entoure le tronçon de poil, il n'est pas question de l'aspect tout aussi caractéristique de point noir que revêt un poil infiltré enroulé sous l'épiderme. Ce signe a pourtant une valeur très-grande, puisque dans nos deux observations il a survécu seul à l'épilation et aux onctions diverses, et que seul il a suffi pour mettre sur la voie du diagnostic.

---

M. Fochier fait remarquer que l'enroulement des poils dans l'épiderme peut exister dans différentes affections de la vulve, comme l'esthiomène où l'on peut remarquer des points noirs.

M. Horand. La communication de M. Aubert me suggère quelques réflexions que je dois vous présenter.

Et d'abord ce symptôme de l'herpès tonsurant, constitué par des fragments de cheveux ramollis et enroulés au-dessous de l'épiderme, me semble avoir été signalé par Gruby. Voici, d'ailleurs, le passage du compte-rendu de l'Académie des sciences de 1844, qui a trait à cette question :

« Il arrive quelquefois que les cheveux se cassent avant d'être sortis de leurs follicules, et alors l'ouverture qui devait leur donner issue est occupée par la matière sébacée qui se durcit au contact de l'air. Cette matière, poussée par le cheveu qui continue à croître, forme en se soulevant une petite saillie semi-transparente dans laquelle les cheveux malades, ramollis, s'engagent et s'entortillent de telle sorte que cette petite élévation composée de matière sébacée endurcie, de cellules d'épiderme desséché, d'un à trois cheveux malades, différemment courbés et remplis de sporules, offre l'aspect d'une substance opaline, et c'est peut-être pour cela qu'elle a été regardée comme une vésicule ou comme du pus desséché. »

Je n'insisterai pas sur le fait de la priorité, car il est incontestable que nous avons tous vu les points noirs dont parle M. Aubert, mais nous ne leur avons pas accordé la même importance que lui.

Cette importance est-elle justifiée, ce symptôme est-il particulier à l'herpès tonsurant, en un mot n'y a t-il de cheveux enroulés au-dessous de l'épiderme et infiltrés de spores que dans l'herpès tonsurant?

Dans certains cas de favus ancien, avec tissu cicatriciel, on constate assez souvent l'existence de points ou de cercles noirâtres constitués par un cheveu, qui n'ayant pu traverser l'épiderme, s'est enroulé au-dessous de lui. Que dans l'herpès tonsurant il en soit ainsi, cela n'a rien de surprenant si l'on songe à l'altération profonde et à la friabilité des cheveux dans cette affection.

Pour M. Aubert le cheveu n'est infiltré par le parasite que dans l'herpès tonsurant.

Sur ce point il est en désaccord avec un grand nombre d'auteurs qui tous admettent qu'à une certaine période du favus le parasite envahit la substance propre du cheveu. Moi-même je l'ai observé chez des enfants entrés dans mon service pour un favus du cuir chevelu, et cela à la fin du traitement, lorsque je voulais m'assurer de leur guérison au moyen de l'examen microscopique des cheveux. J'ai fait ainsi noter sur mes observations, plusieurs fois : cheveux infiltrés à la manière de l'herpès tonsurant. On conçoit, du reste, que l'achorion, logé tout d'abord dans les gaînes, puisse peu à peu envahir le cheveu lui-même lorsqu'il ne trouve plus ailleurs les éléments nécessaires à son développement. J'ai donc le regret de ne point partager l'opinion de M. Aubert sur ce point.

De plus il me semble que les caractères qu'il assigne au parasite végétal qui infiltre les cheveux dans les cas de points noirs, se rapprochent beaucoup plus de ceux de l'achorion que du tricophyton.

En effet, le parasite qu'il décrit est constitué par des spores volumineux pouvant atteindre 0,008 $\mu$. de forme elliptique, disposées en chapelet et accompagnées de mycélium et de tubes sporophores. Or, on admet généralement que dans l'herpès tonsurant le tricophyton se compose à peu près uniquement de spores petites, rondes, sans mycélium ni tubes sporophores. D'après la description de M. Aubert, il devient impossible désormais de différencier l'achorion du tricophyton, et cependant ces deux parasites ne doivent pas être confondus.

Il m'est difficile aussi d'admettre que la jeune fille qu'il a présentée et qui était entrée dans mon service pour un favus nettement caractérisé et généralisé du cuir chevelu, ait pu avoir un herpès tonsurant, constitué par un seul symptôme, pendant toute sa durée, symptôme consistant en une série de points noirs, produits par des cheveux infiltrés du parasite.

En outre, il est un fait bien démontré pour moi, c'est que lorque le favus et l'herpès tonsurant existent sur un même point, l'achorion étouffe le tricophyton. Déjà Letenneur l'avait signalé à propos du porrigo scutulata, mais je crois l'avoir prouvé d'une manière indéniable, expérimentalement. Comment donc expliquer que cette jeune fille ait eu un favus généralisé et que, néanmoins, une plaque d'herpès tonsurant ait pu coexister sans être troublée dans son évolution?

Quant aux inoculations pratiquées par M. Aubert, elles ne sont point concluantes.

Ainsi, celle qui a été faite au rat n'a donné aucun résultat. Je sais bien que le tricophyton ne peut s'inoculer à cet animal ; mais il aurait fallu, pour rendre ce résultat négatif probant, lui inoculer et cela avec succès du favus comme contre-épreuve.

L'autre inoculation faite à M. D... a donné naissance à une plaque érythémateuse qui peut tout aussi bien être interprétée en faveur du favus que de l'herpès tonsurant. Cette plaque, en effet, n'a jamais eu une forme nettement circinée ; une croûte recueillie à sa surface et examinée au microscope laissait voir des tubes sporophores et quelques rares spores. Enfin, elle a guéri très-rapidement, sans le moindre traitement.

M. SAINT-CYR. — Le favus s'inocule, il est vrai, avec facilité. Mais il peut y avoir des cas négatifs, c'était peut-être le cas pour le rat de M. Aubert. Quant à l'inoculation à l'homme, elle a réussi, mais on ne peut s'entendre sur la nature de cette éruption. Il croit avoir vu les poils infiltrés par les spores dans le favus. En outre, on devra toujours séparer les deux maladies, d'après le caractère de leurs éléments : spore et mycélium. Il se rapproche de l'opinion de M. Horand.

M. AUBERT. Dans la dernière séance j'ai présenté deux malades entrées à l'Antiquaille pour une teigne faveuse incontestable, et ayant présenté dans le cours de leur traitement, et plusieurs mois après leur admission, un symptôme tout particulier. Ce symptôme consiste en un point noir formé par l'enroulement en un cercle très-petit d'un court fragment de poil sous la couche cornée de l'épiderme. Ce fragment de poil examiné au microscope est complètement infiltré de spores, et il est résulté pour moi de l'étude que j'ai faite de la question et des expériences que j'ai entreprises que ces poils doivent être rattachés à l'herpès tonsurant et non au favus.

Avant de répondre aux objections qui m'ont été faites et aux contradictions que j'ai rencontrées, je tiens à dire combien, au point de vue de l'intérêt que présente cette question, il importe peu que ces points noirs soient rattachés au favus ou à l'herpès. Je les rattache à l'herpès, mais les deux faits présentés seraient encore plus intéressants s'il s'agissait d'un favus ; ils établiraient l'existence d'une forme spéciale de teigne faveuse infiltrant complètement le poil de spores ; cette forme serait reconnaissable à un symptôme déterminé et mettrait certains malades atteints de teigne faveuse dans des conditions de traitement et de curabilité aussi difficiles, aussi incertaines que le sont les malades affectés d'herpès tonsurant du cuir chevelu. Sur ce terrain donc je suis complètement désintéressé, et si j'ai dit herpès tonsurant et non favus, c'est pour des raisons que vous trouverez, j'espère, convaincantes.

Dans ma réponse j'aborderai en premier lieu les points que j'estime être de moindre importance et qui sont la nouveauté de la question et la priorité que je puis avoir dans son étude, puis l'énumération des divers états qui peuvent donner au cuir chevelu l'apparence de points noirs ; j'arriverai alors au point fondamental de la question, celui de savoir s'il faut rattacher les points que j'ai décrits au favus ou à l'herpès, à l'achorion schœnleinii ou au tricophyton tonsurans.

Relativement à la question de priorité, j'ai dit que dans les nombreux ouvrages français ou étrangers que j'ai consultés, je n'ai pas trouvé de mention positive ni de description précise de ce symptôme, mais on ne peut tout consulter et tout lire, et il se pourrait que le fait fût exposé quelque part sans que je l'aie rencontré. M. Horand vous a cité un passage extrait des communications de Gruby à l'Académie des sciences. Mais quelle analogie peut-on établir au point de vue de l'aspect symptomatique entre « cette petite élévation offrant l'aspect d'une substance opaline.... » et qui a pu être regardée comme une vésicule ou comme du pus desséché et un point noir. Gruby dit bien que dans cette petite saillie se trouvent des cheveux malades ramollis et entortillés, mais l'apparence que présente cette saillie, telle que la décrit Gruby, ne ressemble en rien anx points noirs que j'ai signalés, et la description de cet auteur, loin de prouver qu'il a décrit le même symptôme que moi, prouve qu'il n'a point vu ce symptôme.

Quant aux aspects analogues qui peuvent se présenter, M. Foehier vous a dit que dans les régions pileuses : cuir chevelu, barbe, pubis, on rencontrait parfois, surtout au voisinage ou dans l'épaisseur d'un tissu de cicatrice, des poils enroulés sous l'épiderme. Le fait est vrai et je l'ai observé non-seulement dans le cas de cicatrices, mais dans des circonstances diverses ; je me souviens entre autres d'un malade atteint d'eczéma du scrotum et de la face interne des cuisses et qui avait les fesses couvertes de poils nombreux, tous emprisonnés sous l'épiderme et décrivant des arabesques élégantes. Mais dans ces divers cas le poil est sain, le plus souvent le contour qu'il décrit est assez grand, et dans les cas où il est ramassé ou pelotonné sur lui-même, de façon à simuler un point noir, on peut, en le dégageant avec la pointe d'une aiguille, le voir se dérouler et s'étendre.

Rien de semblable n'existe dans les points que j'ai décrits ; si on les gratte avec une aiguille, comme le poil est excessivement friable, il se détache avec la lamelle épidermique qui le recouvre, et ce fragment de poil, mou, impuissant à réagir, garde sa petitesse et sa forme première. S'il subsistait encore quelques doutes, l'examen microscopique montrant d'un côté un poil normal, de l'autre un poil infiltré de spores, viendrait juger la question.

En résumé donc, les points que j''ai décrits diffèrent par l'enroulement du poil en un cercle très petit et la permanence de cet enroulement, après qu'on les a extraits, des divers enroulements sous-épidermiques des poils ;

et dans les cas très-rares où la confusion serait possible, le microscope juge la question.

Il est une maladie formant point noir, l'acné punctata ou comédon, que l'on peut écarter du diagnostic différentiel, au moins en ce qui concerne le cuir chevelu ; en effet, l'acné punctata, pour des raisons anatomiques que je n'ai pas à développer ici, n'existe pas au cuir chevelu, ni là où il y a de vrais poils longs et bien développés.

Il est un état particulier du poil repoussant après l'épilation qui peut revêtir l'apparence d'un point noir; cet état mérite une courte description.

Lorsqu'un poil a été arraché, le poil qui lui succède et croît à sa place peut revêtir deux aspects principaux : ou bien il s'effile en une longue pointe très-fine et incolore, ou bien il se termine par une pointe plus mousse et quelquefois cassée qui présente à son extrémité, près de celle-ci, une ou deux taches d'un noir très-foncé que l'on croirait à première vue être un tronçon de canal médullaire. L'examen de ces taches démontre qu'il ne s'agit cependant nullement de ce canal, mais d'une infiltration considérable et irrégulière du bout du poil par du pigment.

Un bout ainsi disposé, lorsqu'il est sur le point de traverser l'épiderme, forme un point noir, il peut même arriver que la résistance de la couche cornée fasse détacher cette extrémité noire qui reste alors emprisonnée à la base du poil, après que celui-ci s'est fait jour au dehors. Les points noirs ainsi constitués diffèrent par leur petitesse plus grande, par leur aspect informe du point dû à l'enroulement d'un poil infiltré de spores ; l'examen histologique y montre les éléments du poil mal unis entre eux et fortement infiltrés d'un pigment qui paraît siéger aussi en dehors et dans l'intervalle de ces éléments, cet examen n'y fait constater aucun élément parasitaire.

J'arrive maintenant à ce qui est pour moi la question fondamentale, celle de la maladie : teigne faveuse où herpès tonsurant à laquelle doivent être rattachés les points noirs que présentent les deux malades que je vous ai montrés.

Tout d'abord je tiens à écarter un obstacle qui est la raison, non pas unique mais principale, pour laquelle M. Horand a admis ici le favus. Dès que j'ai eu signalé ces faits et montré ces malades à M. Horand, il m'a dit : Ces malades sont entrées pour un favus généralisé incontestable. Or, mes expériences démontrent qu'il y a incompatibilité entre l'existence au même point de l'herpès tonsurant et du favus; elles démontrent même que ceci qui est le favus tuera cela qui est l'herpès tonsurant et pourra servir comme moyen de traitement de ce dernier. Chez ces malades, par conséquent, ce n'est point d'un herpès qu'il s'agit, mais d'une forme particulière de favus infiltrant le poil de spores.

Je n'ai point encore répété les essais thérapeutiques de M. Horand, je le ferai, car si le favus bien cultivé peut guérir l'herpès tonsurant, on aurait là un moyen de traitement précieux si l'on songe à la longue durée et aux incertitudes actuelles du traitement de l'herpès tonsurant du cuir chevelu. Cependant, tout en n'ayant pas répété ces expériences, je les admets, mais je suis en mesure de démontrer que mes faits ne sont point en contradiction avec elles.

Supposons, en effet, un favus absolument généralisé et dans lequel tous les poils sont malades, il n'y aura pas place actuellement pour un herpès ; mais après deux, trois ou quatre mois ; après deux, trois, quatre épilations la proportion des poils sains tend sans cesse à augmenter et celle des poils malades à décroître, et pourquoi dès lors un herpès ne pourrait pas s'implanter là où a existé un favus actuellement en traitement et en voie de guérison ?

Voici quelques chiffres que j'ai recueillis ce matin même en vue de la discussion actuelle sur la proportion relative des poils sains et des poils malades après des épilations successives. Ces chiffres n'ont rien d'absolu, car j'ai trouvé dans d'autres examens des variations notables, mais ils suffisent pour éclairer le débat actuel.

1° Monnet (Marie), entrée le 22 avril pour un favus généralisé, épilée deux fois le 29 avril et le 15 mai.

45 cheveux ont été examinés, 34 sont malades, 11 sont sains.

2° Charvet (Jeanne), entrée le 4 avril, épilée trois fois les 12 avril, 24 avril et 11 mai.

40 cheveux examinés, 16 sont malades, 11 sont sains.

3° Dufaux (Claude), entré le 8 mars pour un favus absolument généralisé et sur lequel, à son entrée, on ne trouvait pas un poil intact. Épilé quatre fois, les 15 mars, 4 avril, 29 avril et 29 mai.

22 cheveux examinés, 6 sont malades, 16 sont sains.

Nous voyons chez ces malades le nombre des cheveux sains croître en proportion du nombre des épilations ; or l'une des malades que j'ai présentée est entrée le 9 septembre, et c'est dans le cours du mois de janvier que j'ai constaté sur elle l'existence des poils infiltrés ; l'autre malade est entrée le 30 septembre, et ce n'est que le 25 avril que j'ai retrouvé sur elle le même symptôme. On conçoit très-bien qu'une cause accidentelle ait pu inoculer un herpès tonsurant sur des poils redevenus sains à la suite du traitement institué contre le favus.

Mes faits ne sont donc point en contradiction avec les expériences de M. Horand et laissent à celles-ci toute leur originalité et presque toute leur valeur.

Ce point élucidé, j'arrive aux objections que je vais successivement discuter.

1° On m'a dit : le symptôme sur lequel vous basez ici le diagnostic d'herpès tonsurant est unique et il est insolite ; or le diagnostic d'une maladie ne se base pas sur un seul signe.

A ceci je répondrai que les teignes s'offrent à nous sous des aspects bien différents qui dépendent de conditions diverses et en particulier de l'existence ou de l'absence d'un traitement antérieur et de la nature de ce traitement. Un favus, par exemple, se présente d'abord avec sa symptomatologie complète : godets ou matière favique, poils malades, rougeur et limitation des plaques. Après une épilation faite avec soin, les deux derniers symptômes subsistent seuls et n'en gardent pas moins une valeur telle qu'ils suffisent pour faire reconnaître de suite la nature de la maladie avec de très-faibles chances d'erreur. De même pour la teigne tonsurante, le nettoiement de la tête, l'arrachement des cheveux ne laissent subsister parfois aucun symptôme bien caractéristique de la maladie ; or il est arrivé dans nos deux observations que l'enroulement sous-épidermique des poils infiltrés de spores persiste malgré les épilations et les onctions et a suffi pour mettre sur la voie du diagnostic. Ce symptôme était unique, c'est vrai, mais c'est là précisément ce qui fait son importance. Ici donc ce qui pour M. Horand apparaît comme une preuve d'incertitude et d'infériorité, me semble, au contraire une confirmation de la valeur du symptôme.

2º L'aspect du parasite étudié au microscope se rapproche par le volume de ses spores et la présence de tubes de mycélium de la structure de l'achorion plus que de celle du tricophyton tonsurant. On m'accuse même d'embrouiller un peu la question si j'admets que dans l'herpès tonsurant du cuir chevelu les spores peuvent atteindre jusqu'à 6 ou 8 millièmes de millimètre de diamètre, présenter quelquefois une forme ovale ou allongée, si j'admets encore que le mycélium peut exister en proportion appréciable.

Ch. Robin, reproduisant en cela la description de Malmsten, donne comme un des signes caractéristiques du genre tricophyton d'être formé uniquement de spores, et beaucoup d'ouvrages même récents ont simplement copié son assertion à cet égard. Mais depuis longtemps déjà la présence du mycélium et des tubes de sporophores a été signalée dans le tricophyton. M. Bouchard, alors interne de Lyon, et aujourd'hui médecin des hôpitaux de Paris, avait, dès 1860, signalé l'extrême abondance de ces éléments dans l'herpès circiné. Les conditions de végétation du tricophyton influent donc notablement sur la proportion relative des éléments qui le constituent, et s'il est vrai que dans les poils brisés et entourés de la gaîne blanche décrite par Bazin il soit tout à fait exceptionnel de rencontrer du mycélium, il n'en est plus de même dans le poil qui n'a pu traverser l'épiderme et qui dès lors s'est trouvé lui-même et a placé le parasite dans des conditions spéciales de développement et de nutrition. Le fait est que j'ai presque toujours constaté dans ces poils sous-épidermiques la présence du mycélium et trouvé le volume des spores plus considérable en moyenne que dans les poils brisés à quelques millimètres de la surface cutanée. Or, comme j'ai fait ces examens microscopiques, non-seulement sur les deux malades en litige, mais sur plusieurs enfants atteints exclusivement d'herpès tonsurant, on ne peut invoquer ce volume plus grand des spores en faveur de l'existence de l'achorion et contre celle du tricophyton. Je dois avouer du reste que s'il est quelquefois facile de rattacher par le seul examen histologique une préparation dont on ne connaît pas l'origine à l'achorion ou au tricophyton, ce diagnostic peut devenir absolument impossible, et pour ma part je ne me ferais point fort de discerner sûrement sur la lamelle de verre ces parasites l'un de l'autre. Il en est du reste généralement ainsi dans l'étude des champignons lorsqu'on examine leurs éléments isolés et dissociés. Au contraire, le groupement naturel de ces éléments, l'ensemble du végétal qu'ils constituent fournit une base bien plus certaine pour le diagnostic du genre ou de l'espèce.

Pour l'achorion, ce groupement aboutit au godet et a la substance favique, pour le tricophyton il aboutit à l'infiltration complète des gaînes ou du poil par des spores. Admettre une semblable infiltration dans le favus, c'est faire une confusion bien plus grave que celle qu'on me reproche, car alors à quel caractère certain se rattachera-t-on pour différencier les deux teignes ?

M. Saint-Cyr et M. Horand m'ont dit que le résultat négatif de l'expérience sur le rat ne prouve rien.

Je ferai observer que l'inoculation a été répétée trois fois : deux fois avec les cheveux de Marie Chabert, une fois avec ceux de Marie Germain (postérieurement à cette discussion une nouvelle inoculation faite à un rat par M. Horand est restée également négative), et que toujours le résultat a été négatif. Or, lorsqu'on se rappelle avec quelle facilité le favus prend sur le rat alors que l'herpès n'a pu jusqu'ici lui être inoculé, on est conduit à rattacher l'affection observée sur mes deux malades à l'herpès plutôt qu'au favus.

D'ailleurs, un résultat négatif lorsqu'il se reproduit un certain nombre de fois acquiert une valeur réelle, cette valeur est plus grande encore lorsque d'après les données théoriques et expérimentales déjà connues ce résultat doit être négatif dans les conditions où l'on s'est placé. C'est ainsi que si un liquide soupçonné d'origine morveuse ne donne pas la morve à un, deux ou trois chevaux auxquels on l'inocule; si une tige d'acier soupçonnée être un aimant n'attire pas la limaille de fer; si une solution que l'on suppose contenir de l'argent ne précipite pas par le chlorure de sodium, on acquiert la presque certitude que le liquide n'est pas morveux, que la tige d'acier n'est pas un aimant et que la solution ne renferme pas de sel d'argent.

4° L'inoculation pratiquée à M. Durand n'est pas suffisamment probante, parce que à aucun moment la plaque obtenue n'a présenté les caractères typiques de l'herpès circiné, c'est-à-dire l'extension par la périphérie, alors que le centre paraît guérir, mais a plutôt ressemblé aux plaques érythémateuses du favus.

Cette objection aura peu de valeur si l'on réflchit aux aspects variés que peuvent revêtir les affections tricophytiques ; en effet, sans parler des apparences de lichen, de pustules ou de tubercules, nous avons, en nous en tenant aux formes érythémateuses, le disque à côté de l'anneau, l'herpès nummulaire à côté de l'herpès circiné ; la guérison du centre n'est donc nullement nécessaire pour qu'il y ait affection tricophytique ; et ce n'est pas dans la forme de l'éruption qu'on peut trouver un critérium suffisant pour en déterminer la nature. Ce critérium est fourni au contraire par l'évolution de la maladie, et si, en attendant, on voit survenir des godets, on peut affirmer le favus ; si, au lieu des godets, on trouve des poils infiltrés, en peut affirmer l'herpès.

Or, chez M. Durand, trente-sept jours après l'inoculation et vingt-neuf jours après la première apparition de l'éruption, j'ai constaté nettement l'existence de poils infiltrés de spores. On pourrait m'objecter que je réponds ici à la question par la question, et que le point en litige est précisément la valeur de l'infiltration du poil par les spores comme signe de l'herpès tonsurant. Ceci m'amène à examiner la valeur de la dernière objection qui m'a été faite et qui est la suivante :

5° L'achorion peut infiltrer le poil à la façon du tricophyton tonsurant. Sur ce point on invoque contre moi des autorités nombreuses et fortes. Bazin dit que quelquefois les altérations du favus offrent une grande analogie avec celles qui appartiennent aux poils affectés de teigne tonsurante ; Lailler dit que quelquefois, mais rarement, les poils faviques peuvent être infiltrés de spores ; M. Saint-Cyr, sans l'affirmer absolument, croit avoir vu une infiltration analogue. M. Horand, enfin, déclare que, assez souvent chez des faviques traités déjà depuis longtemps et en voie de guérison, il a trouvé des poils infiltrés à la manière de l'herpès.

Je pourrais opposer autorité à autorité et M. Horand à lui-même ; en effet, Ch. Robin n'a pu trouver une semblable disposition du parasite dans le favus, et M. Vincens, élève de M. Horand, dit dans sa thèse qu'il n'a pas rencontré dans le favus de poils infiltrés de spores ; mais renvoyer ainsi les parties dos à dos ne pourrait ni éclairer la question ni la résoudre.

Est-il établi que l'achorion puisse infiltrer le poil de spores ? et ici j'entends par infiltration non pas la présence accidentelle de rares spores entre les éléments dissociés d'un poil, mais la présence abondante, excessive, telle qu'on la voit si nettement dans l'herpès. A cette question on doit donner une réponse négative.

Et d'abord si l'achorion avait la moindre tendance à infiltrer le poil, cela lui serait bien facile et les occasions ne lui manqueraient pas ; il suffit d'avoir examiné quelques cheveux extraits d'une tête favique pour voir combien leurs éléments sont dissociés, écartés les uns des autres, séparés par des interstices remplis d'air, et combien une pareille disposition serait favorable à la pénétration des spores. Eh bien, malgré ces conditions favorables, je puis dire que sur des centaines de poils faviques que j'ai examinés, jamais je n'ai trouvé de spores interposées, même en proportion faible entre les éléments du poil. Lors donc que je trouve l'assertion contraire émise par les auteurs, je suis en défiance et je demande les preuves. Or, ces preuves je ne les trouve pas; je trouve simplement une assertion. Mais dans mes deux observations aussi il s'agit de favus bien démontrés et sur lesquels, à un moment donné, se présentent des poils infiltrés; or, l'étude expérimentale de ces faits m'oblige à les rattacher à l'herpès. Je suis donc en droit de demander non pas seulement la preuve anatomique lorsqu'on signale sur un favique des poils infiltrés, mais d'exiger la preuve expérimentale et de savoir ce que donnera l'inoculation de poils semblables. Or, jusqu'ici cette preuve expérimentale n'a pas été fournie et les assertions des auteurs même les plus autorisés restent sans valeur.

M. Horand, qui dans le cours de la discussion a été plus explicite, disait que c'est sur des faviques en traitement depuis un certain temps qu'il a trouvé des poils infiltrés. Il peut paraître étonnant que ce ne soit pas dans le favus livré à lui-même et pouvant exercer impunément ses ravages que M. Horand ait trouvé des poils infiltrés, mais dans le favus traité et en voie de guérison. N'est-il pas dès lors plus naturel d'admettre que pendant le cours du traitement quelque cause accidentelle est venue inoculer les éléments du tricophyton. D'où peuvent provenir ces éléments? La question n'est pas facile à résoudre, puisque les malades atteints d'herpès sont traités dans un bâtiment séparé et par un personnel distinct. Et cependant dans le service des scrofuleux et des faviques j'ai déjà observé cette année, indépendamment des faits de Marie Chabert et de M. Germain, trois cas d'apparition d'herpès tonsurant à la source desquels je n'ai pu remonter.

Si maintenant nous tenons compte de ces deux faits : 1° que l'achorion, malgré les circonstances les plus favorables, ne tend nullement à infiltrer le poil de spores alors que cette tendance est si profonde pour le tricophyton ; 2° que M. Horand n'a observé de poils infiltrés chez les faviques qu'après un temps assez long de traitement et de séjour à l'hôpital, nous serons invinciblement conduits à admettre que les poils infiltrés, trouvés sur le bras de M. Durand, trente-sept jours après l'inoculation, ne sauraient appartenir à l'achorion et au favus, mais au tricophyton et à la teigne tonsurante.

Je crois donc avoir répondu à toutes les objections qui m'ont été faites, et après cette réponse pouvoir maintenir que l'infiltration complète du poil par les spores appartient exclusivement à l'herpès tonsurant, que cette infiltration peut revêtir deux apparences symptomatiques principales, celle d'un poil brisé entouré d'une gaîne blanche et comme enfariné, celle d'un point noir résultant de l'enroulement sous-épidermique du poil; que ce dernier caractère a une valeur très-grande pour le diagnostic de quelques cas, et nous permet de rattacher à l'herpès tonsurant les faits de Marie Chabert et de Marie Germain qui vous ont été présentés.

Lyon, Assoc. typ. — C. Riotor, rue de la Barre, 12.